AF322515

SOCIÉTÉ LIBRE D'ÉMULATION DE ROUEN.

DE L'EMPLOI MÉDICAL

DE L'HUILE

DE FOIE DE MORUE ET DE RAIE,

PAR M. LE DOCTEUR VINGTRINIER,

Médecin en chef des prisons de Rouen,
Membre de plusieurs Académies
Président de la Société libre d'Émulation de Rouen.

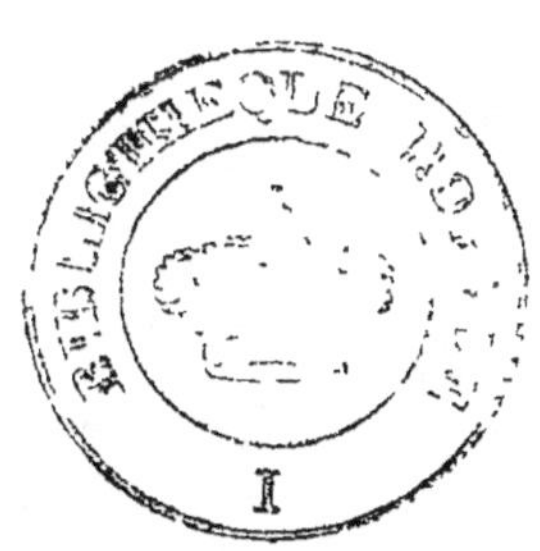

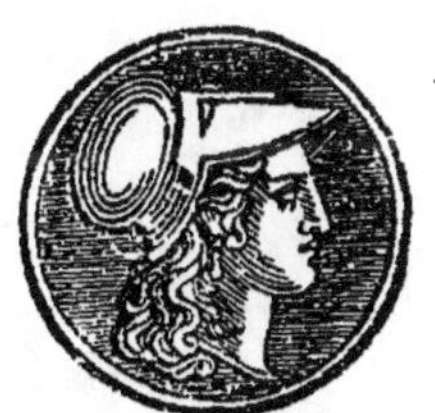

ROUEN.

IMPRIMERIE DE I.-S. LEFEVRE,

RUE DES CARMES, 20.

1843.

DE L'EMPLOI MÉDICAL

DE

L'HUILE

DE FOIE DE MORUE ET DE RAIE.

L'huile de poisson, qui nous semble si repoussante par sa fétidité, est, pour beaucoup de peuplades qui habitent les bords glacés des mers septentrionales, un aliment agréable et surtout fort utile.

L'huile tirée du foie de quelques uns des poissons qui ont cet organe très-volumineux est, surtout, celle qui est préférée; c'est aussi celle-là qui a reçu, depuis un temps fort éloigné sans doute, une application dans la pratique médicale.

On lit, dans divers dictionnaires de médecine ou de matière médicale, que l'huile de foie de raie passait pour aphrodisiaque, et qu'elle était employée, dans plusieurs contrées septentrionales, contre les maladies scrophuleuses et le rachitis particulièrement. J'ai appris, par des marins qui font la pêche de la baleine, que c'était une croyance admise que l'heureux effet des huiles de foie de morue et de raie, mais que l'huile la plus vantée était celle du foie de phoque.

Mais c'est plutôt l'huile de foie de morue qui a été usitée en médecine; on sait qu'elle a été beaucoup vantée, depuis un petit nombre d'années, en Suisse, et plus encore en Allemagne, pour le traitement des affections goutteuses, rhumatismales, et surtout pour le traitement des scrophules et du rachitisme; dans ces cas, dit-on, elle agit comme fortifiant et parvient même à triompher du ramollissement des os.

Scheren de Siegen a publié, en 1822, un grand nombre d'observations en faveur de son emploi contre le rhumatisme chronique, et, vers la même époque, la Société des Sciences d'Utrecht a fait des propriétés de cette huile le sujet spécial d'un prix.

Les docteurs Merat et Delens citent, dans leur savant *Dictionnaire universel de matière médicale*, des ouvrages qui confirment les avantages de ce remède dans les cas précités, et ils conseillent aux praticiens de l'expérimenter en l'administrant à la dose de quatre cuillerées à bouche par jour chez les adultes.

On a lu dans différents journaux des notes publiées

par les docteurs Miquel , Caron du Villard, Gouzée,
Piffart, Caffe, Gmelin , Lucas Championnère , etc. ,
et qui recommandent le remède en citant des observations tirées de leur pratique.

Les Annales de la Société de Médecine de Gand
contiennent un mémoire très-complet sur l'emploi de
l'huile de foie de morue par le docteur Delcour.

L'huile brune, selon ce praticien, jouit des propriétés médicales les plus actives , soit parce qu'elle
contient une plus grande quantité d'iode, soit à cause
de sa composition, sa couleur brune étant due à une
portion du foie tombé en liquescence par son exposition prolongée à l'air.

L'huile de foie de morue, répète le docteur Delcour, est non-seulement un puissant analeptique,
mais encore c'est un stimulant de tout le système
lymphatique; aussi ses bons effets ont-ils été maintes
fois constatés dans le rachitisme, les caries, les scrophules, les engorgements du mésentère, les rhuma-
tismes chroniques et les affections goutteuses.

Le docteur Mareska, médecin de la maison de force
de Gand, rencontrant dans cette maison un très-grand
nombre de scrophuleux et de tuberculeux, a fait un
fréquent usage de l'huile de morue. Plusieurs guérisons remarquables ont été obtenues par son usage ,
surtout dans des cas de maladie des os , ce qui fait
dire au docteur Mareska que cette huile est le *plus effi-
cace* de tous les remèdes contre les scrophules des os.

Cependant, la confiance des médecins , dans les

contrées du nord de la France et de la Belgique, est,
à ce qu'il paraît, partagée entre l'huile de foie de raie
et celle de morue, et c'est la première qui est préférée par plusieurs médecins qui ont beaucoup expérimenté.

» L'usage de l'huile de foie de raie, dit le docteur
» Delaunay, président du conseil de salubrité, à Va-
» lenciennes, dans une consultation donnée à une
» dame de Rouen, a été couronnée de tant de succès
» dans le nord de la France, où s'observent beaucoup
» de diathèses lymphatiques, cancéreuses et scrophu-
» leuses, que je n'hésite pas à prescrire à Mme L....
» l'usage de cet énergique médicament, et je ne doute
» pas qu'en prolongeant l'action du remède on pour-
» rait espérer une régénération du sang, et une ho-
» mogénéité normale qui, désormais, s'opposera aux
» périostoses et aux congestions blanches. »

La malade qui consultait était atteinte d'une maladie cancéreuse très-compliquée, c'était pour ainsi
dire un ostéosarcôme général, et cet état était sur-
venu pendant qu'on exerçait la compression d'un sein
cancéreux, d'après l'avis et selon la méthode proposée
par le professeur Récamier.

Pour espérer guérir cet état pathologique, déjà
depuis long-temps considéré comme incurable, il fal-
lait une grande confiance dans un remède, et consé-
quemment l'avoir souvent expérimenté; aussi, c'est
là ce qui m'a engagé à l'employer.

C'est donc depuis que j'ai eu connaissance de cette

consultation de M. Delaunay, que j'ai, pour la première fois, essayé de l'huile de poisson, c'est-à-dire de foie de morue et de raie.

Mais, ne trouvant pas alors d'huile de foie de raie dans les officines, je fis d'abord usage de celle de morue, qui est depuis long-temps déjà replacée dans le domaine de la matière médicale par les praticiens, et vantée par plusieurs journaux de médecine ainsi que par des travaux spéciaux.

C'est dans le quartier de la prison affecté aux enfants que j'ai fait mon premier essai.

Les maladies scrophuleuses sont fréquentes chez les enfants; mais c'est surtout chez ceux qui ont un mauvais régime, qui sont mal vêtus, qui reçoivent l'impression du froid et de l'humidité et qui sont réunis en grand nombre.

Cent cinquante à cent soixante enfants de tout âge, depuis six jusqu'à seize ans, se trouvaient renfermés dans notre prison, en 1840, lorsqu'on voulut faire sur ces malheureux enfants l'essai de la réclusion cellulaire.

Si l'effet moral a été produit (ce qui est fort douteux), leur santé a été altérée, à n'en pas douter : un effet physique s'est bientôt produit. On vit naître du scorbut chez beaucoup, et chez quelques autres des engorgements mésentériques très-remarquables par la rapidité avec laquelle ils devenaient volumineux, par l'épanchement séreux qui s'ensuivait, par l'émaciation, etc.

Chez douze enfants qui furent ainsi atteints, dix furent bien guéris, deux moururent; et je crois pouvoir attribuer ces dix guérisons à l'usage assidu de six décagrammes d'huile de foie de morue par jour, pendant deux mois et plus.

D'autres cas s'étant présentés depuis cette époque, mais en moins grand nombre, parce qu'on a bien moins puni d'enfants par la réclusion solitaire, j'ai toujours prescrit le même remède, et je l'ai vu réussir le plus ordinairement, et souvent promptement.

Dans les cas d'engorgement des glandes sous-maxillaires et du cou, le remède m'a paru agir plus lentement, et quelquefois il est resté sans effet. Cependant il doit certainement être mis au même rang que le sirop anti-scorbutique, et les préparations de baryte. J'ai trouvé dans ma pratique civile assez de faits pour m'en donner la preuve.

Un des faits les plus remarquables est celui de Mlle B..., de Maromme, près Rouen, chez laquelle je fus appelé en consultation par mon honorable confrère et ami le docteur Bataille.

Lorsque je vis la malade, elle était dans un état d'émaciation effrayant; une fièvre continue avec paroxysme et une diarrhée considérable minaient chaque jour les forces vitales; le ventre était énorme, et les glandes du mésentère étaient appréciables au toucher.

Tout le monde avait perdu espoir, et ce n'était pas

sans cause. Cependant les faits précédents me donnè-
rent quelque espérance, et je prescrivis l'usage de
l'huile de foie de morue. Mlle B... s'est résignée avec
une grande assiduité à prendre tous les jours deux
cuillerées de cette huile, et, en un mois ou six semai-
nes, elle s'est rétablie.

Si les engorgements lymphatiques des glandes du
cou et du mésentère ont été certainement guéris par
l'action stimulante et spécifique de ce remède, pour-
quoi n'agirait-il pas sur les tubercules du poumon
qui sont, dans le premier degré de la phthisie, des
engorgements lymphatiques? J'ai cru cela très-pos-
sible parce que l'analogie est incontestable, et je l'ai
tenté.

Dans plusieurs cas, le remède n'a rien produit de
bien, quoique assidûment pris, dans d'autres, le dé-
goût qu'il cause a empêché d'en continuer l'essai,
mais j'atteste que dans trois cas, bien observés, dans
le courant de l'année dernière, il a eu pour effet de
faire disparaître un état de maladie des poumons
que j'avais bien cru sans ressource.

Le premier cas est celui d'un jeune homme de
vingt ans que son médecin envoyait à la campagne
plutôt pour le distraire et le reposer que pour le
guérir, car il était considéré comme perdu.

La veille de son départ il me fut envoyé par son
oncle; je le trouvai excessivement oppressé, ayant
une toux sèche très-fatigante, une fièvre continue, de
l'inappétance, une maigreur extrême...

Je crus reconnaître, par l'auscultation, qu'il ne devait exister chez le malade que des tubercules crus ou engorgements lymphatiques au premier degré. Je lui proposai alors de faire usage de l'huile de foie de morue pendant les deux mois qu'il devait passer à la campagne, et il le fit avec scrupule; il but un litre d'huile.

J'avoue que je fus fort surpris lorsque je vis revenir ce jeune homme après deux mois, il était parfaitement guéri, et aujourd'hui il a pris de l'embonpoint.

Chez deux demoiselles qui étaient dans le même cas, j'ai obtenu le même succès.

L'une d'elles, Mlle Zoé R..., était au lit et dans un etat de dépérissement vraiment effrayant, par suite d'une toux continue et excessivement fatigante, de douleurs dans toute la poitrine, et d'une fièvre continue, lorsque je lui fis prendre de l'huile de foie de morue. On fit peu après une consultation, et je racontai mes espérances à mes deux confrères qui crurent, en voyant le sujet, que je me faisais illusion, lorsque je disais qu'il y avait du mieux chez ma malade. Aujourd'hui elle est parfaitement guérie.

Un fait à constater chez cette malade, et qui est bien important, c'est qu'elle avait dans le sein gauche une glande de la grosseur d'une petite noix et qui depuis un an lui causait souvent de vives douleurs.

Depuis qu'elle a fait usage de l'huile de foie de

morue, elle n'a plus retrouvé cette glande et n'a pas souffert du sein.

Ce fait m'a engagé à prescrire le remède à une dame de quarante ans, qui a subi l'amputation partielle du sein gauche à Paris, et qui ressentait des douleurs lancinantes et très-fréquentes dans le même sein, ainsi qu'il lui était arrivé avant l'opération. Cette personne n'ayant pu supporter la saveur détestable de l'huile de foie de morue, je lui fis faire à elle-même de l'huile de foie de la raie qui se vend sur notre marché.

Après l'usage d'une demi-bouteille de cette huile, la malade n'a plus ressenti la moindre douleur dans le sein, et il y a trois mois qu'elle a laissé ce médicament.

Voici un cas de maladie des os qui m'a surpris :

Un jeune homme de dix-sept ans, portant au cou des engorgements scrophuleux considérables, et au pied une carie profonde de l'os calcaneum, vint me consulter il y a six mois. Il avait eu recours à tous les moyens les plus actifs, comme les préparations de baryte, celles d'iode et les anti-scorbutiques, et son mal augmentait malgré leur emploi; la suppuration qui sortait de la plaie du talon était devenue très-abondante et infecte. La marche était douloureuse et exigeait une béquille.

Je le mis à l'usage de l'huile de foie de raie, et, deux mois après, les engorgements du cou étaient dissipés, et la plaie du pied tellement améliorée, que le malade pouvait marcher sans bâton. Six mois plus tard, la guérison était opérée.

Plusieurs observations de ce genre et la facilité avec laquelle j'ai vu qu'on pourrait se procurer de l'huile de foie de raie à Rouen, grace aux soins intelligents et à l'étude qu'a faite de cette préparation un pharmacien recommandable de cette ville, M. Papillon, m'ont engagé à préférer désormais cette huile, qui est incomparablement moins désagréable au goût que celle de morue.

Cependant avant d'abandonner un remède dont l'action était pour moi certaine, j'ai désiré savoir s'il y avait identité de composition chimique pour expliquer l'identité d'action, et comme l'analyse de cette huile n'a pas encore été faite, j'ai prié MM. Girardin et Preisser, chimistes très-habiles et bien connus des savants, de me donner leur avis.

Ces Messieurs ont constaté l'existence, dans les deux huiles, de l'iodure de potassium à une très-faible dose, mais cependant un peu plus forte dans l'huile de foie de raie que dans celle de morue, c'est-à-dire dans la proportion de quinze centigrammes pour l'huile de foie de morue, et dix-huit centigrammes par litre (ou trois grains) pour l'huile de foie de raie.

Jusqu'alors on a cru devoir attribuer l'action de l'huile de morue à l'iode qu'elle contient et on a attribué aussi au même agent l'action de l'autre huile qui n'avait pas encore été analysée; cependant la minime quantité d'iode qui est signalée ne doit-elle pas faire croire à l'action favorable des autres principes de l'huile, car la chimie ne nous dit peut-être pas tout; dans tous les cas, si c'est l'iode qui est le seul agent, on doit préférer l'huile de raie, puisqu'elle en contient un peu plus, et quant au doute que pourrait faire naître la faible dose d'iode qui s'y découvre, on doit remarquer qu'il ne suffit point, en thérapeutique et en chimie médicale, qu'un agent soit introduit, il faut qu'il soit assimilé et présenté dans des conditions favorables à l'absorption et à l'assimilation; rien n'est positif comme l'action du fer sur l'économie animale, dans certains cas donnés et bien connus; cependant, de toutes les combinaisons qui ont été présentées, il n'en est pas qui agisse aussi bien que le lactate et le carbonate de fer préparés et administrés par les procédés nouvellement introduits par la chimie, et spécialement par les procédés Valet et Gelis, qui ont reçu la sanction de l'Académie de médecine.

Les autres préparations ferrugineuses contenaient bien du fer et en forte dose; mais ce fer n'était pas aussi bien assimilé quoiqu'absorbé, il n'était pas approprié au contact des parties malades, à ce qu'il paraît, puisqu'il agissait beaucoup moins.

Il se pourrait donc que l'iode, cette substance si active, et d'un effet aussi connu que celui du fer (mais quelquefois si dangereux), fût ici, dans ces huiles, combiné de telle sorte qu'il soit dans les conditions les plus favorables à son absorption, à sa circulation dans le système lymphatique et à son effet stimulant et fondant sur les vaisseaux blancs.

On peut croire encore que la chimie n'a pas trouvé tout l'iode contenu et que l'huile peut avoir de l'action sur l'économie en raison de ses autres principes constituants. Dans tous les cas, les faits sont, pour nous, suffisamment acquis à la science, et je pense, avec tous les médecins que j'ai cités, que l'huile de foie de morue ou de raie sont désormais du domaine de la matière médicale; j'ajoute que l'huile de foie de raie doit être préférée parce qu'elle est plus active et moins difficile à administrer.

La dose devra être de soixante à cent vingt grammes par jour.

Nous allons compléter ce Mémoire en y joignant le travail de MM. Girardin et Preisser.

EXAMEN CHIMIQUE

DE L'HUILE DE FOIE DE RAIE

(RAIA CLAVATA ET BATIS),

PAR MM. J. GIRARDIN ET PREISSER

L'huile de foie de morue et l'huile de foie de raie sont employées, depuis fort long-temp déjà, dans le nord de l'Europe, et surtout en Belgique et en Hollande, pour le traitement des affections goutteuses, rhumatismales, des scrophules et du rachitisme. On les a aussi essayées à l'extérieur, en frictions sur la peau, contre la phthisie laryngée. La Société des Sciences d'Utrecht a mis au concours, en 1823, diverses questions relatives à l'huile de foie de morue, et a demandé son analyse chimique.

Le docteur Kopp, de Hanau, soupçonna, le premier, l'existence de l'iode dans cette dernière espèce d'huile, et Hopfer, de l'Orme, pharmacien de la même ville, constata, en effet, en 1837, la vérité de cette supposition. Hausmann, de Aten, dans le Oldembourg, de son côté, et à la même époque, arriva au même résultat [1]. Depuis, L. Gmélin, en 1840 [2], et W. Stein, en 1841 [3], ont confirmé cette découverte par de nouvelles expériences, et, d'après Gmélin, l'iode existe dans l'huile de morue à l'état d'iodure de potassium. Aucun des chimistes précédents n'a, du reste, déterminé dans quelles proportions existe l'iode dans cette sorte d'huile.

L'huile de foie de raie, qui paraît posséder les mêmes propriétés médicales que l'huile de morue, et qui est même préférée à celle-ci par plusieurs médecins du nord de la France et de la Belgique, n'a point encore été examinée chimiquement. L'occasion nous a été offerte de le faire, par notre confrère M. le docteur Vingtrinier, qui emploie cette huile dans sa pratique depuis quelques années, et qui en a obtenu d'excellents effets. L'étude de cette huile nous a paru d'autant plus nécessaire, que, moins repoussante à prendre que l'huile de morue, sa substitution à celle-ci, dans la pratique médicale, serait un avantage réel.

L'huile de raie que nous avons examinée, nous a été remise par le docteur Vingtrinier, qui l'a préparée lui-même, en faisant bouillir dans l'eau le foie de la raie. L'huile vient bientôt nager à la surface de l'eau ; on la décante, et on la clarifie par le repos et de nouvelles décantations.

[1] *Annalen der pharmacie*, vol. XXI, cah. 1, p. 72 et vol. XXII, cah. 2, p. 170.

[2] Idem, vol. XXXI, cah. 3, p. 321.

[3] *Journal für praktische chemie*, vol XXI, cah. 5, p. 308.

Caractères de l'huile de foie de raie. Cette huile a une couleur d'un jaune clair. Son odeur rappelle celle de l'huile de baleine ou de sardine fraîche.

Sa densité est de 0,928.

Elle ne rougit pas le papier de tournesol.

Par son exposition au contact de l'air, elle laisse déposer une matière blanche concrète. Séparée de cette matière par la filtration, l'huile claire en fournit bientôt une nouvelle quantité. Après quatre ou cinq filtrations successives, l'huile ne se trouble plus sensiblement ; elle est alors devenue beaucoup plus limpide, et son odeur est moins prononcée.

Cette matière blanche, déposée par l'huile de raie, a les mêmes caractères que celle qui se sépare des huiles de baleine du commerce. Nous nous proposons d'en faire l'étude approfondie ; car, jusqu'à présent, on ignore complètement sa nature.

L'huile de raie ne cède rien à l'eau.

100 grammes d'alcool à 89°, dissolvent, à la température de + 10°, 1 gramme 5 d'huile ; et le même alcool bouillant en dissout 14 grammes 5.

Elle est beaucoup plus soluble dans l'éther, 100 parties d'éther bouillant dissolvent 88 parties d'huile, dont la majeure partie se dépose par le refroidissement.

Le chlore gazeux, qui colore si rapidement en brun foncé les huiles animales de baleine, de sardine, de morue, n'exerce aucune action semblable sur l'huile de raie. Celle-ci conserve sa couleur jaune, même après une demi-heure de contact avec un courant de chlore ; elle garde son odeur, mais elle laisse déposer plus promptement la matière blanche concrète dont nous avons parlé plus haut.

L'acide sulfurique concentré colore l'huile de raie en rouge clair ; en agitant le mélange, après un quart-d'heure de contact, il acquiert une couleur violette foncée. L'huile de morue prend rapidement une teinte noire par l'action d'un peu d'acide sulfurique froid.

L'acide azotique ne change pas sensiblement la nuance de l'huile de raie, tandis qu'il colore en brun orangé l'huile de morue.

L'huile de raie clarifiée forme, avec la potasse caustique, un savon mou, jaunâtre, très-soluble dans l'eau. La dissolution, traitée par l'acide tartrique, laisse surnager des acides gras solides ; la liqueur filtrée retient beaucoup de glycérine et d'acide phocénique, d'une odeur fort désagréable. Les acides gras isolés consistent en acides margarique et oléique.

Dans l'huile de foie de raie, de même que dans l'huile de morue, il existe de l'iode à l'état d'iodure de potassium ; mais ce sel est en proportions plus fortes dans la première de ces huiles.

Nous avons essayé plusieurs procédés pour isoler l'iode de ces deux huiles, au moyen d'un courant de vapeur d'eau, traversant l'huile pendant long-temps ; il est impossible de lui enlever l'iodure qu'elle renferme.

On n'arrive pas à un meilleur résultat en battant l'huile avec de l'alcool, et laissant en contact pendant plusieurs jours. Ces faits indiquent que l'iodure est retenu par l'huile avec une grande énergie, et que, probablement, les deux corps sont dans un état tout particulier de combinaison.

Si l'on dissout dans l'eau le savon d'huile de raie, et qu'on le décompose par un acide; puis, qu'on filtre et qu'on évapore la liqueur saline à siccité, le résidu cède à l'alcool rectifié de l'iodure de potassium, en proportions très-appréciables par les réactifs.

La méthode suivante est celle qui nous a le mieux réussi.

250 grammes d'huile de raie ont été saponifiés par une solution de soude caustique à 25° en excès, en faisant chauffer sans bouillir, jusqu'à combinaison parfaite, et en évaporant le tout jusqu'à siccité. Le savon a été charbonné avec précaution dans un creuset fermé, et, vers la fin de la carbonisation, on a ajouté assez de carbonate d'ammoniaque pour carbonater l'excès de soude caustique contenu dans le mélange. Le résidu charbonneux a été épuisé par de l'alcool à 96° bouillant, et les liqueurs alcooliques, évaporées à siccité, ont laissé un léger résidu salin déliquescent à l'air, consistant en iodure de potassium pur.

L'huile de raie nous a donné 0,18 centigrammes d'iodure de potassium par litre, tandis que l'huile de morue ne nous en a fourni que 0,15 centigrammes.

L'huile de morue, sur laquelle nous avons agi comparativement, avait une odeur repoussante, et était colorée en brun foncé. Comme, de toutes les espèces d'huiles de morue, c'est la plus foncée en couleur qui est la plus riche en iode, ainsi que les expériences de Hausmann et les nôtres le démontrent, on peut donc conclure de nos recherches que l'huile de raie renferme toujours plus d'iode que celle de morue, et que, par conséquent, on doit la préférer dans l'usage médical, d'autant plus qu'elle est infiniment moins désagréable à la vue, au goût et à l'odorat.

Comme l'huile de raie ne contient, d'ailleurs, aucun autre principe actif différent de ceux qui constituent essentiellement ces divers corps gras, il n'y a aucun doute que ce ne soit à l'iodure de potassium qu'il faille rapporter son action thérapeuthique, encore bien que la proportion de ce sel soit très-faible. Mais la grande division de cet iodure dans la masse de l'huile, l'état particulier de combinaison dans lequel il se trouve, doivent singulièrement faciliter son absorption par les tissus, et peuvent ainsi contribuer, plus que la proportion absolue du sel, aux effets marqués que l'huile exerce sur l'économie animale.

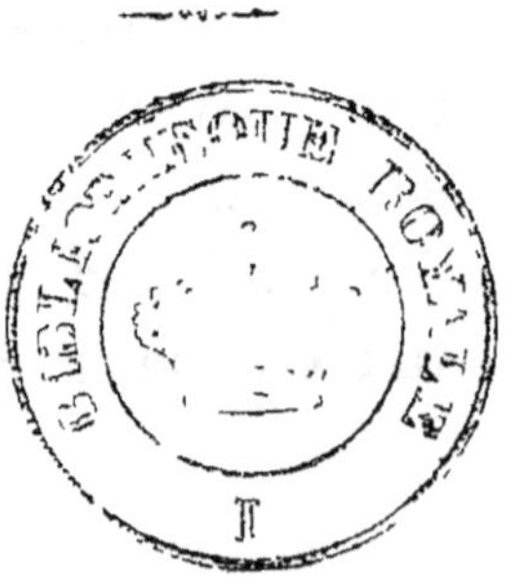